GUÉRISON

DE

LA COUPEROSE

MÉMOIRE

PRÉSENTÉ A L'ACADÉMIE DES SCIENCES

Dans la séance du 1er décembre 1851,

PAR LE Dr ROCHARD,

Ancien chirurgien de la marine nationale, médecin adjoint de la prison
des Madelonnettes,
Directeur de la maison de santé de la rue Marbeuf,

ET LE Dr SELLIER,

Ancien médecin des hôpitaux, des établissements de bienfaisance de la ville de Paris,
membre de plusieurs Sociétés savantes nationales et étrangères, etc.

PARIS

LABÉ, LIBRAIRE, PLACE DE L'ÉCOLE-DE-MÉDECINE,

ET CHEZ LES PRINCIPAUX LIBRAIRES,

1852

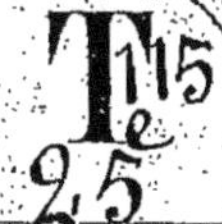

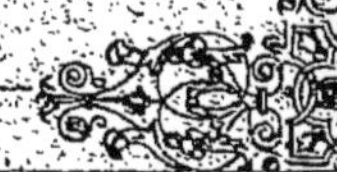

GUÉRISON

DE

LA COUPEROSE

MÉMOIRE

PRÉSENTÉ A L'ACADÉMIE DES SCIENCES

Dans la séance du 1er décembre 1851,

PAR LE Dr ROCHARD,

Ancien chirurgien de la marine nationale, médecin adjoint de la prison
des Madelonnettes,
Directeur de la maison de santé de la rue Marbeuf,

ET LE Dr SELLIER,

Ancien médecin des hôpitaux, des établissements de bienfaisance de la ville de Paris,
membre de plusieurs Sociétés savantes nationales et étrangères, etc.

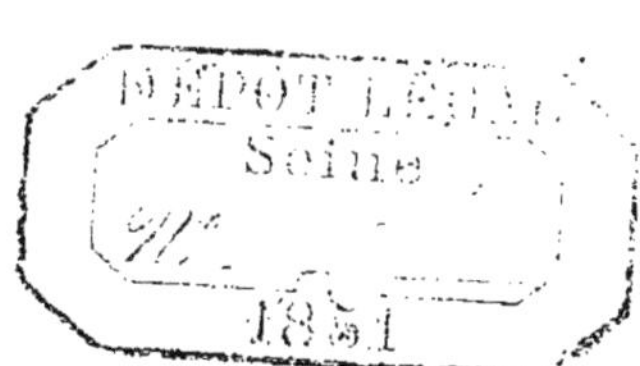

PARIS

LABÉ, LIBRAIRE, PLACE DE L'ÉCOLE-DE-MÉDECINE,

ET CHEZ LES PRINCIPAUX LIBRAIRES.

1852

Imprimerie de HENNUYER et Cᵉ, rue Lemercier, 24. Batignolles.

A M. LE PRÉSIDENT DE L'ACADÉMIE DES SCIENCES.

Monsieur le Président,

Nous avons l'honneur de mettre sous les yeux de l'Académie un Mémoire sur la Couperose et les moyens de la guérir sans répercussion. Ce Mémoire est accompagné de la relation de plusieurs cas dans lesquels notre traitement a été suivi de résultats remarquables. Nous aurions pu augmenter le nombre de ces cas, mais nous avons préféré être courts.

Nous avons l'honneur, monsieur le Président, de vous prier de provoquer l'attention de l'Académie sur ce Mémoire, qui nous semble important, puisqu'il donne la preuve que l'on peut guérir une maladie hideuse, que l'on considère ordinairement comme au-dessus des ressources de l'art. Nous désirons qu'elle veuille bien nommer des commissaires pour examiner notre travail.

Nous sommes, avec respect, monsieur le Président,

Vos très-humbles serviteurs,

ROCHARD, SELLIER.

EXTRAIT

DES

COMPTES-RENDUS DE L'ACADÉMIE DES SCIENCES

N° 22. *Séance du 1ᵉʳ décembre 1851.*

(Commissaires : MM. ANDRAL, LALLEMAND.)

« Nous venons soumettre au jugement de l'Académie les résultats que nous avons obtenus par l'emploi de l'iodure de chlorure hydrargireux, dû aux recherches de M. Boutigny (d'Evreux), dans une dermatose, d'une cure au moins très-difficile, la *couperose*.

« Pour l'innocuité, comme pour l'efficacité, notre méthode comporte d'incontestables avantages. Il est certainement des cas invétérés dans lesquels elle doit échouer comme les autres : comment restituer aux tissus la texture normale et la vitalité qu'ils ont perdues ? Mais dans les cas moins désespérés, et alors que les traitements ordinaires demeurent infructueux, son emploi est généralement suivi des modifications les plus favorables et les plus promptes, et, loin que l'action de l'iodure de chlorure hydrargireux altère le tissu cutané, elle contribue plutôt à rendre à ce tissu le poli et la souplesse de l'état sain.

« Chez dix malades, l'éruption, de date fort ancienne, avait été inutilement combattue par des médications suivies et régulières. Trois d'entre eux avaient passé plusieurs saisons aux eaux minérales, notamment à Louesche, l'une des sources les plus reputées contre les dermatoses chroniques, et n'en avaient retiré aucun profit. Au lieu de s'amender, le mal, chez la plupart, s'était élevé du degré érythémateux au degré pustuleux. La santé, enfin, se trouvait généralement compromise par de fâcheuses complications, soit des migraines opiniâtres, des palpitations, de la gastralgie, de la constipation ou un trouble notable dans la menstruation. Or, tous ces accidents ont cédé à notre traitement dans l'espace de deux à six mois au plus : les téguments détergés, modifiés, ont recouvré leurs propriétés normales en même temps que la santé générale s'est rétablie.

« Ces résultats s'expliquent, du reste, si l'on considère l'énergie de l'action topique du médicament; sous l'empire de cette stimulation, la peau s'anime, la circulation s'accélère, la chaleur augmente. Une *poussée* abondante, tantôt de simple sérosité, tantôt de matière puriforme, s'échappe des follicules entr'ouverts et se convertit au contact de l'air, en croûtes qui recouvrent les parties altérées; survient alors une détente, les croûtes tombent, laissent à nu une surface de moins en moins indurée, à mesure que les opérations se répètent.

« L'iodure de chlorure hydrargireux est un des plus puissants modificateurs de l'économie. On acquiert, en général, la preuve de son influence curative, par la diminution progressive du trouble réactionnel, de la vigueur des poussées. Peut-être, du reste, serait-ce un effet de l'habitude; mais, après plusieurs applications, l'excrétion est moins abondante que dans l'origine; et quand elle se tarit tout a fait, c'est que la guérison est complète. »

NOUVEAU TRAITEMENT

DE

LA COUPEROSE.

MESSIEURS,

Nous avons l'honneur de communiquer à l'Académie des sciences les résultats que nous avons obtenus par l'emploi de l'iodure de chlorure hydrargireux, dû aux recherches du savant habile, M. Boutigny (d'Evreux), dans une dermatose d'une cure au moins très-difficile, si ce n'est toujours impossible. Nommer la couperose, cette infirmité qui, par le vice héréditaire, tend de plus en plus à se propager dans les centres de population, n'est-ce pas, en effet, indiquer presque la synonymie de l'incurabilité?

Un mot d'abord sur cette affection :

Les anciens n'avaient qu'une idée imparfaite de la couperose. Sous les diverses dénominations. d'ανθος, d'αχνη, de *vari*, ils paraissaient l'avoir confondue avec d'autres espèces pustuleuses. Celse y a peut-être fait allusion dans le passage suivant : « Il serait, dit-il, ridicule de prétendre à guérir cette maladie, mais on ne peut combattre chez les femmes le penchant à soigner leur beauté. » C'est, à la vérité, chez elles que la couperose est plus fréquente et plus désagréable, mais ces simples mots ne sauraient équivaloir à une description.

On trouve dans les écrits modernes des données beaucoup plus certaines. La plupart des auteurs tendent à faire de la couperose une variété de l'acné. Toutefois, l'acné elle-même est-elle exactement définie? Si l'on est d'avis de placer le siége de cette éruption dans les follicules sébacés, le même accord ne règne pas quant à sa nature pustuleuse. Il est notamment certaines espèces sur lesquelles le doute, à cet égard, est au moins permis. Telles sont les acnés *punctata, indurata sebacea*, consistant les premières en une rétention de la matière sébacée épaissie, avec ou sans hypertrophie et engorgement de l'utricule et des tissus sous-jacents; la seconde, en une excrétion exagérée de cette même matière. L'identité de l'organe occupé par diverses maladies n'implique point entre elles une assimilation nécessaire !

Peut-être pourrait-on joindre aux variétés que nous venons d'indiquer une nouvelle espèce que viennent de faire connaître MM. Huguier et Bazin, et à laquelle ce dernier a donné le nom d'*acné varioliforme*, à cause de la ressemblance des boutons avec les pustules ombiliquées de la variole. Cette forme, qui paraît être une nuance intermédiaire entre les acnés *punctata* et *indurata*, serait également constituée par le produit concrété de la sécrétion folliculaire.

Il faudrait donc restreindre aux acnés *simplex* et *rosacea* l'attribution pustuleuse. Encore est-on en droit de se demander si les petites tumeurs acuminées de la première s'ouvrent au bout de quelques jours pour laisser échapper un ichor solidifié réunissant les caractères des pustules. Quant à l'*acné rosacea*, si les uns l'ont rangée parmi les dermatoses pustuleuses, d'autres en ont fait une variété des tubercules.

Quoi qu'il en soit, c'est à ces dernières formes que répond surtout la couperose, que l'on a appelée aussi goutte-rose, en raison probablement de la couleur cuivrée ou rutilante des taches dont elle se compose.

Cette affection a son siége de prédilection à la face. Elle envahit d'ordinaire le nez et les pommettes et gagne souvent le front, les joues, les paupières, etc., formant une sorte de masque qui défigure les parties. Son aspect, du reste, n'est pas uniforme; tantôt les boutons disséminés sont à peine sensibles; le mal se borne à une surface simplement érythémateuse, chagrinée, plus ou moins variqueuse, dont la teinte varie du rouge cerise au pourpre violacé. D'autres fois, sur cette surface même, ou sans érythème, des pustules conoïdes apparaissent plus ou moins saillantes ou volumineuses, plus ou moins discrètes ou confluentes. La base en est relativement large et dure, et de leur sommet terminé en pointe se détachent, à des intervalles parfois éloignés, de petites croûtes jaunâtres, produit d'un travail de suppuration lentement accompli. Dans d'autres cas, enfin, la dégénération est beaucoup plus profonde; aux pustules succèdent des indurations tuberculeuses qui, par leur relief, donnent à la peau une apparence rugueuse et mamelonnée; le derme s'épaissit jusqu'à décupler de volume et quelquefois même se recouvre d'excroissances charnues supportées ou non par un pédicule.

Ces diverses couperoses ne sont pas nécessairement des degrés les unes des autres. Il en est qui affectent tout de suite un caractère grave, ou qui conservent leur forme originelle. Un grand nombre, néanmoins, offrent réunies des lésions appartenant à chacune des espèces. Ajoutons même, ce qui se conçoit aisément, qu'il n'est pas rare de voir quelques-unes des altérations des autres acnés, notamment les tannes, coïncider avec celle de la variété folliculeuse, dont nous nous occupons ici.

La couperose a été souvent attribuée à l'ivrognerie. On sait ce que tout le monde pense de la rougeur du visage bourgeonné des buveurs. Cette cause, toutefois, n'est ni la seule ni la plus dangereuse.

Très-peu de couperoses, en effet, dues aux excès de boisson, sont susceptibles d'acquérir les proportions de celles qui se développent, par exemple, sous une influence héréditaire ou qui tiennent à quelque dérangement profond des principales fonctions.

Un des traits distinctifs de l'*acné rosacea* est son opiniâtre résistance, l'équivoque des améliorations, la fréquence des récidives. Dans la plupart des cas, les individus qui sont atteints de cette triste infirmité la gardent toute leur vie. Si d'aventure quelque guérison a lieu, elle dépend presque toujours autant de crises naturelles et imprévues que des moyens employés. Toutes les médications auxquelles, d'ailleurs, on a recours en pareil cas ne sont pas exemptes d'inconvénients. Quelques-unes, notamment les caustiques et certains oxydes métalliques, laissent sur la peau des stigmates indélébiles presque aussi désagréables que la difformité qui fait le désespoir des malades.

Pour l'innocuité comme pour l'efficacité, notre méthode comporte au contraire d'incontestables avantages. Il est certainement des cas invétérés dans lesquels elle doit échouer comme les autres ; comment restituer aux tissus la texture normale et la vitalité qu'ils ont perdues ? Mais dans les cas moins désespérés et alors que les traitements ordinaires demeurent infructueux, son emploi est généralement suivi des modifications les plus favorables et les plus promptes, et loin que l'action de l'iodure de chlorure hydrargireux altère le tissu cutané, elle contribue plutôt à rendre à ce tissu le poli et la souplesse de l'état sain.

La vérité de ces assertions ressortira (pour l'Académie), nous l'espérons du moins, de l'exposé des observations qui vont suivre.

OBSERVATION I.

COUPEROSE PUSTULEUSE HÉRÉDITAIRE. — GUÉRISON.

M. S., vitrier, âgé de quarante-cinq ans, d'un tempérament lymphatique, vint nous consulter pour une couperose qui le faisait souffrir pendant les grandes chaleurs; nous étions alors dans le mois de juillet. Nous questionnâmes M. S... sur ses maladies antérieures et sur ses habitudes. Nous apprîmes que son père s'était livré avec fureur aux boissons alcooliques et qu'il avait été très-bourgeonné lui-même; d'une constitution faible, son enfance s'était cependant passée sans maladie grave, et ce n'est qu'à l'âge de trente ans qu'il vit son teint s'animer, puis se couvrir de pustules. C'est en vain qu'il consulta plusieurs médecins distingués. Des lotions faites régulièrement pendant plusieurs années avec les eaux minérales d'Enghien, de Barèges; ces mêmes eaux prises en boisson et en bains, des purgatifs fréquents, des saignées modérées et répétées et un régime doux, ne purent réussir à faire disparaître cette fâcheuse affection. Le moindre excès augmentait la rougeur du visage en intensité et en étendue. Ces taches rouges, en se développant chaque jour davantage, finirent par envahir entièrement les joues, le nez, le front. Sur ces surfaces pourprées s'élevèrent ensuite des pustules ayant l'aspect de bourgeons; elles ne présentaient pas de pointes blanches à leur sommet, et ne laissaient échapper aucune matière concrète.

Nous soumîmes alors M. S. à notre traitement, qui détermina tout d'abord un effet très-remarquable et insolite. Quelque temps après la première friction, une heure environ, sous l'influence de la stimulation que détermine le médicament, la peau s'anime, la circulation capillaire s'accélère, la chaleur augmente, et il s'échappe tout à coup des pustules et de toutes les parties pourprées du visage une sérosité limpide jaunâtre excessivement abondante. Cette sérosité continua à s'écouler pendant quelques heures. Puis, après la détente, ces mêmes parties furent couvertes d'un enduit brunâtre, provenant de la sérosité desséchée. Les mêmes phénomènes se reproduisirent de la même manière, avec un degré plus élevé, après chaque friction. A la suite de la troisième friction nous attendîmes la chute de l'enduit brunâtre, qui était devenu très-épais et qui se détacha sous forme d'écailles. Au second emploi du médicament, qui eut lieu après cinq jours de repos, les mêmes phénomènes eurent encore lieu. Ce n'est qu'aux applications renouvelées plus tard que la matière devint de plus en plus consistante. Des croûtes jaunâtres survinrent par la dessiccation, et après leur chute, la peau nous présenta moins d'épaisseur et moins de rougeur. Comme l'application méthodique de notre médicament exige quelque temps de repos après la chute des croûtes, les mêmes phénomènes de réaction apparurent avec moins d'intensité, au fur et à mesure que la peau se détergeait et se modifiait. Après six mois de notre traitement, qui consista, indépendamment des frictions, en tisane amère et en purgatifs, M. S. fut entièrement guéri. Les pustules avaient disparu et la peau avait repris un aspect satisfaisant.

Nous constatâmes, de plus, une amélioration très-notable dans la santé générale. Cette guérison date de deux ans.

OBSERVATION II.

COUPEROSE PUSTULEUSE. — CONSTIPATION RÉBELLE. — DYSMÉNORRHÉE. — GUÉRISON.

Mme Gamb..., âgée de vingt-sept ans, d'un tempérament lymphatique, a été mariée très-jeune.

Elle n'eut qu'un enfant. Après trois ans de mariage, des chagrins domestiques ébranlèrent son
organisation délicate, et amenèrent une altération
profonde dans sa santé. Cet état maladif durait depuis quelque temps, lorsque son teint prit de l'animation, et que des pustules apparurent sur différentes parties du visage.

Appelés auprès de cette jeune dame, nous la
trouvâmes dans l'état suivant :

Pustules nombreuses d'un rouge vif, terminées
par de petites pointes disséminées sur le front,
les joues, le menton ; d'autres plus volumineuses,
accumulées sur les mêmes parties du visage, avaient
une forme conoïde avec une base large, dure, et
d'une couleur rouge violacée. Quelques-unes abou-
tissaient lentement à suppuration et laissaient apparaître à leur sommet une matière blanche, qui se
desséchait sous forme de croûtes jaunâtres; les croûtes se détachaient difficilement, la peau du visage
était gonflée autour des pustules et conservait une
rougeur violacée, ce qui contribuait à grossir les
traits d'une manière notable.

Indépendamment de ces pustules, des symptômes
assez graves existaient du côté des voies digestives
et de l'utérus. La malade avait peu d'appétit, elle
éprouvait des douleurs vagues dans les hypocon-
dres et une constipation rebelle. Du côté de l'utérus, elle ressentait de vives douleurs au moment

des règles, qui étaient insuffisantes; le sang était peu coloré, la maigreur et la faiblesse de la malade rendaient chez elle la marche très-difficile.

Les douches de vapeur, les préparations ferrugineuses et les pilules aloétiques avaient été employées sans succès pour combattre cette couperose et ses complications.

Aussitôt que Mme Gamb... fut soumise à l'action énergique de notre médicament, il survint une excitation générale sur toutes les parties affectées, qui amena au dehors une certaine quantité de matière séreuse d'abord, puis plus épaisse. Cette matière, d'une couleur jaunâtre et devenue dure par la dessiccation, se détacha promptement au contact de l'air; puis, en se détachant, la base des pustules nous parut moins large, moins dure, et la couleur violacée de la peau moins prononcée.

Ce premier résultat obtenu, nous dûmes recommencer, après quelques jours de repos, le traitement qui, n'ayant produit sur la malade aucun effet dont elle eût à se plaindre, fut accepté par elle avec empressement. Cette fois les frictions, faites sur les mêmes parties malades, produisirent une excitation dont l'intensité, plus grande que la première, eut pour résultat la sortie de cette même matière jaunâtre encore plus abondante : des applications successives furent continuées de même pendant quelque temps, et nous eûmes bientôt la satisfaction de voir la réaction perdre sensiblement de son activité, la sortie de la matière diminuer de plus en plus, ce qui amena progressivement la disparition complète de la maladie.

Nous ajoutâmes à notre traitement local l'usage de boissons amères, une alimentation tonique et l'exercice en plein air. Après quatre mois de l'emploi de ces divers moyens, Mme G. n'avait plus ni rougeur, ni pustules ; la peau était redevenue unie, naturelle, et les traits du visage avaient repris leur régularité.

De plus, la santé générale s'était notablement améliorée, la constipation avait cessé, les règles étaient devenues plus abondantes, plus régulières. La guérison date de dix-huit mois.

OBSERVATION III.

COUPEROSE ÉRYTHÉMATEUSE. — MIGRAINES. — GASTRALGIE. — PALPITATIONS. — GUÉRISON.

Mme Jac., âgée de quarante-deux ans, d'un tempérament lymphatico-nerveux, très-impressionnable, fut sujette dans son enfance à des hémorrhagies nasales qu'on arrêtait difficilement. A l'âge de quatorze ans, elle eut la petite vérole ; à la suite de cette maladie, son teint resta généralement animé, des plaques rouges se portaient principalement sur

les joues. Ces rougeurs, qui n'étaient point conti-
nuelles, étaient provoquées par le froid, le chaud, la
gêne des vêtements, ou l'assiduité au travail. Jusqu'à l'âge de vingt et un ans, elle a joui d'une
assez bonne sant.

En 1830, elle accoucha au moment de la révo-
lution de Juillet; cet événement détermina chez
elle la plus vive émotion. Depuis ce moment, des
migraines fréquentes survinrent et les rougeurs
de la face augmentèrent en intensité.

En 1838, elle eut une pneumonie du côté gau-
che. C'est après cette maladie que le bas du visage
prit une teinte bise, qui rougissait parfois d'une
manière affreuse, puis ces rougeurs envahirent le
nez jusqu'au front.

Indépendamment de cette fâcheuse affection,
elle éprouvait des palpitations, des enrouements
et des courbatures assez fréquentes.

En 1842, Mme Jac., fatiguée de souffrir ainsi, se
décida à se soigner sérieusement. Saignées, bains,
tisanes rafraîchissantes, jus d'herbes, un régime
doux observé rigoureusement pendant deux ans,
apportèrent quelque amélioration dans son état général; mais elle avait toujours conservé la rougeur
de la face, avec épaississement de la peau, qui était
inégale, mamelonnée surtout au menton et sur
les côtés des ailes du nez; les palpitations, les migraines persistaient aussi, lorsqu'au mois de sep-

tembre 1850 elle se soumit à notre traitement.

Dès les premières frictions faites sur toutes les parties affectées, il survint une excitation très-vive. Une matière jaunâtre, assez épaisse tout d'abord et abondante, ne tarda pas à couvrir ces parties d'une croûte consistante légèrement brune qui se détacha, après quelques jours, par la dessiccation, sous forme·d'écailles.

Après quelques applications successives de notre médicament, qui reproduisaient les mêmes phéno-mènes, toujours en diminuant d'intensité au fur et à mesure qu'on approchait de la guérison, nous constatâmes que les vaisseaux capillaires conges-tionnés se détergeaient, que les palpitations et les migraines diminuaient de fréquence, et que la peau perdait de son épaisseur et de sa rougeur.

Après quatre mois de notre traitement local et interne, car nous administrâmes le médicament à l'intérieur sous forme de pilules, une par jour, le matin à jeun, aidée de quelques moyens géné-raux tirés de l'hygiène et de la thérapeutique, la santé de Mme Jac. devint parfaite, les rougeurs de la face avaient complétement disparu, et la peau avait repris son aspect normal. Fait remar-quable! elle fut en même temps débarrassée de ses migraines et de ses palpitations.

OBSERVATION IV.

COUPEROSE PUSTULEUSE DE TOUTE LA FACE. — MI-
GRAINES TRÈS-VIOLENTES. — CONSTIPATION OPI-
NIATRE. — GUÉRISON.

Mme Alex..., âgée de cinquante-quatre ans, d'un tempérament sanguin, de forte constitution, a toujours joui d'une parfaite santé jusqu'à l'âge de vingt-six ans. Elle eut plusieurs enfants presque de suite, et c'est après les fatigues qu'elle éprouva pendant ses dernières grossesses qu'elle vit son teint prendre peu à peu de l'animation. Elle fut atteinte en même temps d'attaques de nerfs, à la suite desquelles survenaient des migraines affreuses. On combattit ces accidents par un régime débilitant, des saignées, des bains, sans amélioration aucune. Au contraire, elle perdit son embonpoint, et les fonctions digestives s'altérèrent. Les rougeurs devinrent plus vives et couvrirent bientôt toutes les parties du visage. Des pustules à base large, dure, de couleur violacée, se développèrent ; plusieurs se terminaient par une pointe blanche qui laissait apparaître à son sommet une matière de même couleur. En se desséchant, au contact de l'air, elle formait une croûte brune. Mme Alex... était dans cet état hideux depuis vingt-cinq ans, lorsqu'elle réclama nos soins.

Dès les premières frictions, le médicament détermina une excitation d'une énergie telle, qu'il se fit rapidement un écoulement abondant d'une matière jaunâtre, épaisse, qui couvrit toutes les surfaces pourprées et pustuleuses. Cette matière donna lieu à des croûtes épaisses, qui devinrent brunes par la dessiccation.

Après leur chute, les surfaces cutanées nous parurent sensiblement modifiées dans leur épaisseur et dans leur rougeur ; les pustules avaient diminué de volume, leur base était moins large et moins dure. En sorte qu'après une série de frictions faites avec méthode, c'est-à-dire en sachant combiner la durée du repos en raison de l'activité de la réaction qui avait précédé, les follicules engorgés s'effacèrent progressivement.

Après six mois environ, notre traitement avait apporté une modification locale et générale telle, que Mme Alex. avait retrouvé un état de santé parfait. Elle ne fut plus sujette à ses migraines; et sous l'influence du médicament pris à l'intérieur sous forme de pilules à la dose de deux, trois par jour. et continué pendant toute la durée du traitement, la constipation fut de même combattue avec un plein succès. Des purgatifs nous furent auss de quelque utilité dans le commencement du traitement. Cette guérison date de vingt mois.

OBSERVATION V.

COUPEROSE PUSTULEUSE DISSÉMINÉE.—DYSPEPSIE.—
CONSTIPATION. — GUÉRISON.

Mme la baronne de Crep., âgée de vingt-sept ans,
d'un tempérament lymphatique, avait la peau
d'une blancheur éclatante et d'une finesse extrême.
Son enfance s'est passée sans maladie grave.

A l'âge de la puberté, la menstruation s'établit
très-difficilement. Elle éprouvait à chaque époque
de vives douleurs dans les régions hypogastriques
et lombaires. Les règles étaient insuffisantes.

Mariée à vingt ans, elle eut une couche des plus
pénibles; sa santé s'en altéra et il survint une constipation très-rebelle.

Dès ce moment, le teint de Mme de C. prit de
l'animation. Çà et là, elle vit surgir des plaques
rouges sur les joues, le nez, le menton; puis quelques pustules, dont la plupart se terminaient par des
pointes blanches, s'élevèrent sur ces surfaces pourprées. Elle éprouvait de très-fortes cuissons pendant les grandes chaleurs, près du feu; il en était
de même lorsqu'elle s'occupait de peinture. Dans
cet état, Mme de C. vint réclamer nos soins.

Par une répétition méthodique de frictions,
le médicament produisit une excitation suffi-
sante qui détergea les parties affectées, par la

sortie d'une matière abondante, d'une couleur jaunâtre, séreuse d'abord, puis plus épaisse, et nous constatâmes assez promptement une diminution notable dans la rougeur et dans l'épaisseur du tissu cutané, ainsi que l'affaissement gradué des follicules sébacés engorgés.

Quelques semaines suffirent pour la disparition complète des rougeurs et des pustules. Mme de C. retrouva promptement la fraîcheur de son teint. En même temps, sa constitution fut modifiée de telle sorte, que l'appétit devint meilleur et que toutes les autres fonctions se rétablirent dans un état parfait d'intégrité. Depuis la guérison de la couperose, la santé de Mme de C. s'est toujours maintenue excellente jusqu'à ce jour. L'emploi de notre médicament pris en pilules, quelques purgatifs, une tisane amère et un régime tonique ont suffi pour obtenir cette guérison, qui date de quinze mois.

OBSERVATION VI.

COUPEROSE ÉRYTHÉMATEUSE. — TACHES BRUNES SUR LE FRONT ET SUR LES POMMETTES DES JOUES. — GUÉRISON.

Mlle Tern., âgée de vingt-sept ans, est d'une belle constitution, bien qu'elle ait eu dans son enfance quelques engorgements lymphatiques. A l'époque de la puberté, elle a été atteinte d'un goître, qui a disparu par l'emploi des préparations iodurées. Elle eut, à vingt-deux ans, des chagrins domestiques qui troublèrent d'abord les voies digestives, et bientôt elle vit apparaître sur le visage un grand nombre de très-petites pustules d'un rouge vif, qui s'exaltaient sous l'influence de la chaleur du feu ou de la température extérieure. Sa figure, d'une beauté remarquable dans le principe, s'altéra sous l'influence de cette maladie, et présenta un aspect presque désagréable en raison de plaques brunes, disséminées sur le front et sur les joues.

L'application de notre médicament sur ces parties diversement affectées eut pour résultat de produire une excitation générale, qui amena sur les surfaces couperosées la sécrétion d'une matière séreuse, avec croûtes légères par la dessiccation, puis sur les taches brunes l'épiderme fut soulevé, et se détacha en lames minces, de forme variable.

Après quelques frictions successives, qui reproduisirent quelquefois encore les mêmes effets, cette jeune femme eut le bonheur, après deux mois de traitement, de voir disparaître rougeur, taches brunes, inégalités de la peau, et sa physionomie reprit toute sa beauté.

Dans ce cas, les frictions seules ont suffi pour combattre efficacement la maladie et modifier d'une manière satisfaisante la santé générale. La guérison date de près d'un an.

OBSERVATION VII.

COUPEROSE PUSTULEUSE.— DILATATION DES VEINULES DE LA FACE. — GUÉRISON.

M. le chevalier de Str..., âgé de quarante-cinq ans, très-riche propriétaire belge, d'un tempérament lymphatico-sanguin, avait toujours joui d'une parfaite santé, lorsqu'il y a une dizaine d'années il vit apparaître quelques points rouges sur le nez et sur les joues. Une démangeaison venait le tourmenter après le repas ou après l'ingestion de vins généreux ou de liqueurs spiritueuses. Peu à peu cette rougeur du nez est devenue habituelle ; en s'élargissant elle prit une teinte plus vive et ne tarda pas à être surmontée de petites pustules, peu nombreuses d'abord, qui se multiplièrent et se succédèrent sans interruption. Leur sommet jaune se détachait d'une manière remarquable sur la teinte violacée de la peau. Celle-ci restait habituellement injectée et conservait une teinte rouge violacée plus vive autour des pustules et généralement plus marquée le soir après le repas. Les veinules étaient dilatées et formaient des lignes bleuâtres irrégulièrement disséminées sur la peau. La maladie avait envahi le nez, les joues, le front et le menton. Les traits grossis donnaient à la physionomie une expression des plus désagréables. La peau était inégale et rugueuse.

Pour combattre cette maladie, dont les progrès marchaient rapidement, M. de Str. alla prendre les eaux minérales de Louesche, trois années consécutives; il suivit plusieurs traitements sans succès. Enfin, désespéré de son état, il vint nous consulter.

Indépendamment de la quantité énorme de matière jaunâtre qui s'écoula de toutes ces surfaces malades et qui amena progressivement la résolution des pustules, nous constatâmes que l'excitation générale de la peau produite par des frictions plusieurs fois répétées avait diminué le volume des vésicules dilatées, en resserrant leurs parois, et que même elles avaient perdu leur couleur violacée.

Après plusieurs applications renouvelées du médicament, le tissu de la peau du visage fut complétement détergé, modifié, et les veinules ramenées à leur calibre normal. M. de Str. a obtenu une guérison parfaite après six mois de traitement.

Nous ajoutâmes aux frictions qui furent faites méthodiquement sur le visage, le même médicament à l'intérieur, sous forme de pilules, au nombre de quatre par jour, pendant trois mois de suite; puis des purgatifs, des tisanes amères, un régime tonique, et l'exercice en plein air. Cette guérison date de quinze mois.

OBSERVATION VIII.

COUPEROSE TUBERCULEUSE. — GUÉRISON.

Mme Ch., âgée de trente-sept ans, d'une forte constitution primitive, s'est toujours bien portée jusqu'à l'époque de son mariage. Elle eut le malheur d'être affectée de la syphilis, pour laquelle elle fut soumise à un traitement mercuriel, qui amena, à la suite d'une salivation abondante, l'ébranlement des dents et une grande perturbation dans toute son économie.

Indépendamment de toutes ces causes débilitantes, des chagrins domestiques lui occasionnèrent de violents maux de tête. C'est à partir de ce moment, il y a environ douze ans, que la peau du nez, du menton, des joues, commença à rougir, à se couvrir d'aspérités, de pustules à base très-indurée, d'un rouge livide, qui arrivaient rarement à suppuration. Au milieu de ces pustules se trouvaient en plus grand nombre de véritables tubercules, rugueux, ayant la forme de petites tumeurs circonscrites. Ces tubercules avaient principalement leur siége sur le nez. Toutes les parties affectées de la peau étaient d'une couleur rouge bleuâtre, d'une apparence chagrinée, et très-épaissies ; ce qui donnait à la face un volume considérable et un aspect hideux.

Les eaux minérales de Barèges, prises en grands bains, en douches sur le visage, les purgatifs, les dépuratifs de toute espèce, ainsi qu'un vésicatoire au bras depuis plusieurs années, ne purent attaquer efficacement cette maladie opiniâtre.

Dans cette observation, l'emploi de notre médicament donna lieu à un phénomène intéressant. L'excitation énergique, produite par des frictions répétées plusieurs jours de suite, n'amena point une sécrétion de matière liquide plus ou moins épaisse, comme cela arrive généralement, mais bien l'apparition d'une grande quantité de poussière jaunâtre, brillante, qui recouvrait toutes les parties affectées. Après la chute de cette poussière, qui se détachait facilement, nous constatâmes une diminution dans l'épaisseur de la peau, dans le volume des pustules et des tubercules.

Après plusieurs applications du médicament, qui reproduisirent ce même phénomène, les follicules engorgés, les tubercules finirent par s'enflammer, se ramollir, et arrivèrent à suppuration. Ce fut alors seulement que la résolution progressive et plus rapide eut lieu dans toutes les parties malades. Mᵐᵉ Ch... fut complétement guérie, après sept mois de traitement.

Indépendamment des frictions plus énergiquement répétées que dans les cas précédents, le médicament fut aussi administré à l'intérieur à plus

haute dose, quatre à six pilules par jour; des purgatifs fréquents, une tisane amère, une alimentation tonique et le séjour à la campagne contri-
buèrent à favoriser l'action de notre médication.
Depuis, Mme Ch... a retrouvé une bonne santé ; sa
guérison date de dix-huit mois.

OBSERVATION IX.

COUPEROSE PUSTULEUSE.——SUPPURATION ABONDANTE
DES PUSTULES. —— GUÉRISON.

M. le baron de Vander..., négociant hollandais,
âgé de quarante-trois ans, d'une constitution lymphatique, a eu plusieurs engorgements scrofuleux
dans son enfance, et des gourmes aux oreilles.
Après un voyage qu'il fit dans l'Inde, en 1842, où
il éprouva beaucoup de fatigues et de privations,
sa santé s'était fortement détériorée.

Il vit alors apparaître sur son visage, ordinairement pâle, quelques pustules à base assez large, mais
peu rouges. Ces pustules laissaient échapper une
grande quantité de matière visqueuse, jaunâtre,
qui, en s'épanchant sur la peau, y restait fixée
pendant quelque temps; en sorte que dans certains
moments des plaques assez larges de cette matière
se trouvaient disséminées sur les parties affectées
du visage, telles que les joues, le menton, le nez,
et principalement le front.

La peau, dans l'intervalle de ces pustules, avait acquis plus d'épaisseur, et une couleur d'un rouge peu foncé. Cette forme de la couperose était un véritable masque.

M. Vander... a suivi plusieurs traitements; il prit les eaux minérales de Louesche, pendant plusieurs saisons de suite; et, dans ces derniers temps, il était soumis à des préparations arsenicales. N'obtenant aucun effet salutaire de ces diverses médications, il vint nous consulter il y a environ un an.

Sous l'influence de l'action excitante des frictions, il a été facile d'obtenir la sortie d'une grande quantité de matière jaunâtre, qui tombait rapidement en poussière par la dessiccation. L'excrétion abondante de cette matière amena promptement le dégorgement des follicules. En effet, après quelques applications du médicament, nous eûmes la satisfaction de voir M. Vand... revenir à un état de santé générale parfait, et son visage reprendre un type normal. La guérison date de six mois. Les frictions et un régime fortifiant ont seuls suffi pour le traitement.

OBSERVATION X.

COUPEROSE AVEC PUSTULES CONFLUENTES. — CON-
JONCTIVITE CHRONIQUE.—GASTRO-ENTÉRO-COLITE.
— GUÉRISON.

Mme la comtesse de St-G*** a eu beaucoup de
gourmes dans son enfance, qui s'étaient principalement portées sur les yeux, les oreilles. L'époque
de sa formation a été très-pénible, et sa santé a été
languissante jusqu'à l'âge de dix-sept ans. Dès cet
âge, son visage était déjà couperosé. Elle fut prise
alors d'une gastro-entéro-colite, compliquée de
diarrhée rebelle, qui céda très-difficilement à la
médication employée par les médecins dont elle
recevait des soins alors. Soumise à un traitement
antiphlogistique, nous devons dire que pendant
cette période de traitement, l'affection de la face
diminua d'intensité, et que, lorsqu'un amende-
ment notable dans l'état des voies digestives fut
obtenu, l'affection herpétique apparut de nouveau
et prit un grand développement.

Toutes les parties du visage devinrent pourprées,
la peau prit une épaisseur notable. Sur toutes ces
surfaces d'un rouge violacé s'élevèrent une grande
quantité de pustules assez volumineuses, à bases
larges, très-rapprochées, et dont le plus grand
nombre arrivèrent assez promptement à suppuration ; en sorte que la matière qui s'épanchait sur

le visage lui donnait un aspect des plus hideux.

La position de fortune de Mme de St-G. lui permettant d'aller prendre les différentes eaux réputées efficaces contre cette maladie, elle se rendit, plusieurs années de suite, soit à Louesche, soit aux eaux des Pyrénées, soit à Aix-la-Chapelle, sans aucun succès. On eut alors recours à la la cautérisation par le nitrate acide de mercure, qui n'apporta aucun changement dans la vitalité des tissus. Sur les parties de la peau détruites par le caustique, s'apercevaient de petites cicatrices blanches, qui contribuaient encore à donner un aspect désagréable à la physionomie.

Cette dame était dans cet état de gravité extrême, lorsque nous fûmes appelés à lui donner nos soins.

L'action du médicament fut prompte et énergique, car de toutes les parties du visage il s'écoula une abondante quantité de matière épaisse, jaunâtre, qui, par la dessiccation, devenait brune et présentait l'aspect de la suppuration variolique.

Des applications successives détergèrent peu à peu la peau et les pustules. Après six mois de traitement, toutes les parties affectées furent ramenées à l'état sain; le médicament administré à l'extérieur et à l'intérieur en pilules, une tisane amère, quelques purgatifs, un régime réparateur et doux modifièrent la santé générale d'une manière notable. Cette guérison date de quatorze mois.

Il nous serait facile de citer un plus grand nombre de cas semblables. Les observations qui précèdent, et dont les autres ne diffèrent pas, nous paraissent suffisantes pour mettre hors de doute la valeur du traitement, objet de ce mémoire.

Chez ces dix malades, l'éruption, de date fort ancienne, avait été inutilement combattue par des médications suivies et régulières. Trois d'entre eux avaient passé plusieurs saisons aux eaux minérales, notamment à Louesche, l'une des sources les plus réputées contre les dermatoses chroniques, et n'en avaient retiré aucun profit. Au lieu de s'amender, le mal, chez la plupart, s'était élevé du degré érythémateux au degré pustuleux et même tuberculeux. La santé enfin se trouvait généralement compromise par de fâcheuses complications; soit des migraines opiniâtres, des palpitations, des gastralgies, de la constipation ou un trouble notable dans la menstruation.

Or, tous ces accidents ont cédé à notre traitement dans l'espace de deux à six mois au plus. Les téguments détergés, modifiés, ont recouvré leurs propriétés normales en même temps que disparaissaient les complications, que se régularisaient les fonctions, que cessait l'étiolement, que se raffermissait en un mot la santé générale.

Ces résultats s'expliquent, du reste, si l'on considère l'énergie de l'action topique du médicament.

Sous l'empire de cette stimulation, la peau s'anime, la circulation s'accélère, la chaleur augmente ; une *poussée* abondante, tantôt de simple sérosité, tantôt de matière puriforme, s'échappe des follicules entr'ouverts et se convertit, au contact de l'air, en croûtes qui recouvrent les parties altérées [1]; survient alors une détente, les croûtes tombent, laissent à nu une surface de moins en moins indurée, à mesure que les opérations se répètent. Par un procédé inverse, il s'effectue ici ce que réalisent certaines médications internes, produisant des *poussées* du dedans à la périphérie. Seulement, né au dehors, le principe des crises se répand dans l'économie entière, pour revenir aboutir au point d'où il procède.

On sent aussi, par ces considérations mêmes, comment les récidives doivent être rares et les répercussions non à redouter. A la violente révulsion externe, salutaire déjà contre les maladies internes elles-mêmes, ne s'est-il pas joint un mouvement général, qui, en amenant l'hypersécrétion folliculaire, a dû favoriser l'élimination des germes morbides? Ajoutons d'ailleurs que l'emploi de notre moyen n'a point été exclusif de certaines mé-

---

[1] Cette excrétion séreuse ou puriforme a manqué chez un de nos malades ; mais, chose digne de remarque, elle a été remplacée par la formation successive d'une foule de petites squames luisantes. Les suites furent et devaient être les mêmes.

dications, dont l'expérience a sanctionné l'utilité, et qu'en particulier nous lui avons presque toujours associé, dans une certaine mesure, les purgatifs et les amers.

Bien que nous n'ayons pas rencontré d'acnés varioliformes, nous sommes fondés à penser que nous aurions obtenu les mêmes résultats de l'emploi de notre médicament, si nous comparons la nature de la matière des pustules de l'*acné rosacea* avec celle que viennent de constater nos confrères dans les pustules varioliformes.

L'iodure de chlorure hydrargireux est un des plus puissants modificateurs de l'économie. Nous l'employons souvent à l'intérieur en sirop et en pilules, quelquefois nous nous bornons aux applications externes, suffisamment efficaces, et dont il est plus aisé de graduer l'action selon la sensibilité individuelle.

Dans la préparation par nous adoptée, le composé médicamenteux entre pour 75 centigrammes sur 60 grammes d'axonge ; une seule friction suffit dans la journée, le soir ou le matin. Elle doit être limitée aux surfaces malades. La réaction ne tarde pas à se manifester avec la série des phénomènes que nous avons signalés. On renouvelle les frictions deux ou trois jours de suite; après, on les suspend un même intervalle pour les reprendre et les continuer de la sorte jusqu'à la cure définitive, à moins que des accidents exceptionnels n'obligent à des suspensions plus prolongées.

On acquiert en général la preuve de l'influence curative du remède, par la diminution progressive du trouble réactionnel, de la vigueur des *poussées*. Peut-être, du reste, serait-ce un effet de l'habitude; mais après plusieurs applications, l'excrétion est moins abondante que dans l'origine, et quand elle se tarit tout à fait, c'est que la guérison est complète. Ajoutons que les parties frictionnées peuvent impunément rester découvertes.

Tels sont, messieurs, les résultats que nous avons obtenus de l'emploi de l'iodure de chlorure hydrargireux; ses propriétés thérapeutiques nous paraissent asse importantes pour mériter d'attirer l'attention de l'Académie. Il ne s'agit pas, d'ailleurs, d'une seule espèce de maladie; nous croyons devoir rappeler à l'honorable compagnie, que l'un de nous, M. Rochard, dans un mémoire qu'il lui a adressé, en 1846, a rapporté de remarquables observations de guérison d'affections scrofuleuses et dartreuses obtenue par l'emploi du même médicament.

Nous désirons que, prenant en considération nos recherches, l'Académie veuille bien nommer une Commission afin d'en vérifier les résultats déjà acquis et d'en suivre les développements ultérieurs.

Typ. HENNUYER, rue Lemercier, 24. Batignolles.